BEI GRIN MACHT SICH IHR WISSEN BEZAHLT

AF136127

- Wir veröffentlichen Ihre Hausarbeit, Bachelor- und Masterarbeit

- Ihr eigenes eBook und Buch - weltweit in allen wichtigen Shops

- Verdienen Sie an jedem Verkauf

Jetzt bei www.GRIN.com hochladen und kostenlos publizieren

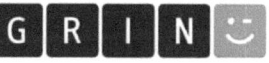

Bibliografische Information der Deutschen Nationalbibliothek:

Die Deutsche Bibliothek verzeichnet diese Publikation in der Deutschen National-
bibliografie; detaillierte bibliografische Daten sind im Internet über http://dnb.d-
nb.de/ abrufbar.

Impressum:

Copyright © 2020 GRIN Verlag
Druck und Bindung: Books on Demand GmbH, Norderstedt Germany
ISBN: 9783346196101

Dieses Buch bei GRIN:

https://www.grin.com/document/539051

Jennifer Wesemann

Verbessert das Disease-Management-Programm für Diabetes Mellitus Typ-2 das medizinische Ergebnis hinsichtlich geringerer Folgeerkrankungen?

GRIN Verlag

Hamburger Fern-Hochschule

Masterstudiengang Berufspädagogik (M.A.)

Studienzentrum: Hamburg

**Verbessert das Disease-Management-Programm für Diabetes Mellitus Typ-2
das medizinische Ergebnis hinsichtlich geringerer Folgeerkrankungen?**

Modul: Epidemiologie und Versorgungsforschung (VEF)

Frühjahrssemester 2020

von

Jennifer Wesemann

22.02.2020

Inhaltsverzeichnis

Zusammenfassung

Die hier vorliegende Arbeit befasst sich mit der Frage, ob das Disease-Management Programm für die chronische Erkrankung Diabetes mellitus Typ 2 das medizinische Ergebnis hinsichtlich geringerer Folgeerkrankungen verbessert. Die vorliegenden Studien belegen für die Risikofaktoren Rauchverhalten, Übergewicht, Blutdruck und Hyperglykämie eine deutliche Verbesserung der Werte über die Zeit hinweg. Der Langzeitzuckerwert hingegen, wird anfangs zwar positiv beeinflusst, erlangt jedoch im Verlauf den Ausgangswert und steigt darüber hinaus weiter. Für die Folgeerkrankungen lässt sich feststellen, dass die Inzidenzen für Schlaganfälle, Herzinfarkte, Neuropathien, diabetischen Fußsyndrom und der daraus folgenden Amputationen, teils sogar deutlich sinken während des Verbleibs im Disease-Management Programm. Für neuauftretende Retinopathien lassen sich hingegen keine positiven Effekte verzeichnen. Da einzig die Daten von DMP Teilnehmern ausgewertet wurden und keine Vergleiche zu Kontrollgruppen vorliegen, lassen sich die positiven Effekte nicht ausschließlich auf die DMP-Teilnahme zurückzuführen.

1. Einleitung

Diabetes mellitus zählt laut Weltgesundheitsorganisation zu einer der bedeutendsten Erkrankungen, welche diverse Folgeerkrankungen nach sich ziehen kann und ist somit für den Betroffenen und das gesamte Gesundheitssystem eine immense Belastung. Diabetes mellitus ist eine Stoffwechselerkrankung, bei der eine Erhöhung des Blutzuckerspiegels durch eine gestörte Insulinsekretion und bzw. oder durch eine gestörte Insulinwirkung vorliegt (Menche, 2019). Beim Diabetes mellitus Typ 2, auf der diese Arbeit ihr Hauptaugenmerk legt, ist die Insulinresektion der Grund für einen erhöhten Blutzuckerspiegel. Die Thematik erhält Bedeutung, wenn man die Prävalenz und die zu erwartende Entwicklung betrachtet. Global gesehen leiden nach WHO 422 Millionen Menschen an Diabetes mellitus, wobei etwa 95% dem Typ 2 angehören (Berger, 2000). Die Zahlen sind steigend und bis 2040 wird ein Anstieg auf etwa 642 Millionen Betroffenen erwartet (Robert-Koch-Institut, 2012). In Deutschland wird die Zahl der Diabeteserkrankten Menschen auf 6,5 Millionen geschätzt, wobei auch in Deutschland 95% der Menschen am Typ 2 erkrankt sind (Deutsche-Diabetes-Gesellschaft, 2018). Die durch Diabetes mellitus und die dadurch resultierenden Folgeerkrankungen entstehenden Belastungen für den Betroffenen und das Gesamtsystem zu minimieren, erfordert es eine umfassende und kontinuierliche Behandlung. Zu diesem Zwecke wurden im Jahre 2003 strukturierte Behandlungsprogramme ins Leben gerufen. Um zu überprüfen, ob die darin enthaltenen Ziele erreicht werden und ob durch die Teilnahme am Disease-Management Programmen das Auftreten von Folgeerkrankungen verringert werden kann, wurden diese systematisch evaluiert. Die Darstellung und Ergebnisse der Evaluationen hinsichtlich neu aufgetretener Folgeerkrankungen des Diabetes mellitus Typ 2 ist Ziel dieser Hausaarbeit.

Im ersten Teil der hier vorliegenden Arbeit wird die Stoffwechselerkrankung Diabetes mellitus und da insbesondere der Typ 2 beschrieben, um im Anschluss auf das dazugehörige Disease-Management Programm einzugehen. Danach werden die Ergebnisse der Evaluationen im Hinblick auf Risikofaktoren und mögliche Folgeerkrankungen beschrieben und diskutiert. Abschließend wird ein Ausblick auf mögliche Weiterführende Forschung gegeben.

2. Theorie

Die folgende Hausarbeit untersucht, ob das Disease-Management-Programm für Diabetes mellitus Typ-2 das medizinische Ergebnis hinsichtlich geringerer Folgeerkrankungen bei den eingeschriebenen verbessert.

Hierfür ist es unabdingbar, zunächst die Erkrankung Diabetes zu beschreiben und zu definieren, um im Anschluss auf die möglichen Folgeerkrankungen einzugehen. Den Abschluss des theoretischen Abschnittes bildet die Beschreibung des Disease-Management-Programms.

2.1 Diabetes mellitus

Unter der Stoffwechselerkrankung Diabetes mellitus werden verschiedene Erkrankungen mit chronischer Erhöhung des Blutzuckerspiegels durch gestörte Insulinsekretion und / oder gestörte Insulinwirkung zusammengefasst (Menche, 2019). Die Ursache ist entweder eine gestörte Insulinwirkung oder eine beeinträchtigte Insulinreduktion (Berger, 2000). Die Erkrankung bleibt vorerst oft unbemerkt, da eine leichte Erhöhung des Blutzuckerspiegels mit kaum merklichen Symptomen einhergeht. Eher werden unspezifische Symptome wie Müdigkeit, Abgeschlagenheit und reduzierte Leistungsfähigkeit von den Betroffenen beschrieben. Bei einer schweren Hyperglykämie zeigen sich hingegen klassische akute Symptome wie erhöhter Harndrang, übermäßiger Durst, Gewichtsverlust, Sehstörungen, ein geschwächtes Immunsystem bis hin zur Gefahr des diabetischen Komas (Berger, 2000). Neben akuten Symptomen verursacht die chronische Hyperglykämie auch Langzeitschäden und Funktionsstörungen unterschiedlicher Organe (z.B. Augen, Herz, Niere, Blutgefäße).

Neben den physischen Auswirkungen des Diabetes mellitus, besteht oft auch eine enorme psychische Belastung sowie eine erhebliche soziale Belastung, insbesondere durch gravierende Folgeerkrankungen.

Dia allgemeingültige Definition nach dem internationalen Klassifikationssystem ICD-10 (WHO, 2016), unterteilt den Diabetes mellitus in

- Diabetes mellitus Typ 1 (E10)
- Diabetes mellitus Typ 2 (E11)
- Diabetes mellitus in Verbindung mit Fehl- oder Mangelernährung (E12)
- Sonstiger näher bezeichneter Diabetes mellitus (E13)
- Nicht näher bezeichneter Diabetes mellitus (E14)

Im Folgenden wird, auf Grund des Themas dieser Hausarbeit, nur der Diabetes mellitus Typ 2 näher beschrieben.

2.2 Diabetes mellitus Typ 2

Als Diabetes mellitus Typ 2 wird die Form des Diabetes mellitus charakterisiert, welche sich durch Insulinresistenz in Verbindung mit einem relativem statt einem absoluten Insulinmangel gekennzeichnet ist (Bundesärztekammer, Nationale Versorgungsleitlinie Therapie des Typ-2 Diabetes, 2014). Von allen Diabetes erkrankten Menschen, lassen sich etwa 95% dem Typ 2 Diabetes zuordnen. Dieser Typ manifestiert sich zumeist im höheren Lebensalter und wird durch mangelnde Bewegung und Übergewicht begünstigt (Bundesärztekammer, Nationale Versorgungsleitlinie Therapie des Typ-2 Diabetes, 2014).

Ein Diabetes mellitus liegt laut Definition der Weltgesundheitsorganisation (WHO) vor, wenn eines der folgenden Kriterien erfüllt ist

- Nüchternblutzucker ≥ 126 mg/dl (7 mmol/l)

- Blutzucker ≥ 200 mg/dl (11,2 mmol/l) zwei Stunden nach der Gabe von 75 g Glukose im oralen Glukose-Toleranztest (oGTT)

- Blutzucker ≥ 200 mg/dl (11,2 mmol/l) in einer zufälligen Blutentnahme (Berger, 2000).

Zur Diagnosesicherung muss mindestens einer der oben genannten Kriterien zweimalig erfüllt sein.

Die Deutsche Diabetes-Gesellschaft und die US-amerikanische Diabetes Association definieren glykiertes Hämoglobin als relevanten Diagnosemarker. Hier gilt eine Diabeteserkrankung als gesichert, wenn glykiertes Hämoglobin (HbA1c) mindestens bei 6,5 % liegt (Bundesärztekammer, Deutsche Diagbetesgesellschaft, 2014)

2.2.1 Risikofaktoren

Für ein umfassendes Verständnis der Erkrankung des Diabetes mellitus Typ 2 ist es essentiell auch die Risikofaktoren zu beleuchten.

Das Risiko einer Manifestation des Diabetes mellitus Typ 2 kann durch eine Änderung des Lebensstils deutlich gesenkt werden. Als Hauptrisikofaktor für die Entstehung und Manifestation der Erkrankung wird zu wenig Bewegung und dadurch einhergehendes Übergewicht beschrieben. Des Weiteren zählen die genetische Prädisposition, hochkalorische sowie fettreiche Ernährung, Umwelteinflüsse, psychosoziale Aspekte und das Rauchen zu den Risikofaktoren (Berger, 2000). Ebenso zu nennen sind ein erhöhter Blutzuckerspiegel, Nikotinkonsum und das Vorhandensein einer Hypertonie.

2.2.2 Prävalenz

Um die Bedeutung der Thematik zu verdeutlichen, sind anschließend Prävalenzen des Diabetes mellitus Typ 2 und die zukünftige Entwicklung beschrieben.

Veröffentlichen der Weltgesundheitsorganisation nach, wiesen 2014 global gesehen 422 Millionen Menschen einen Diabetes mellitus auf, was einer Prävalenz von etwa 85% entsprach (Berger, 2000). Ein Rückblick in das Jahr 2000, wo nur insgesamt 151 Millionen Menschen an Diabetes erkrankt waren, verdeutlicht den schnellen Anstieg der Erkrankten. In den letzten 15 Jahren verdreifachte sich die Anzahl an Diabetes erkrankten Menschen beinahe. Auf Grund dieser Berechnung ist anzunehmen, dass im Jahre 2040 etwa 642 Millionen Menschen an Diabetes mellitus erkrankt sein werden. Weltweit ist demnach eine deutliche Zunahme der Erkrankungsprävalenz zu beobachten. Jedoch liegen nicht in allen Ländern hinreichend genaue Daten zur Häufigkeit der Diabeteserkrankungen vor, so ist die Datenlage insbesondere in Europa und somit auch in Deutschland lückenhaft und es ist von einer hohen Dunkelziffer auszugehen.

In Deutschland leiden aktuell etwa 6,5 Millionen Menschen an der Stoffwechselerkrankung Diabetes mellitus, von 95% dem Typ 2 angehören. Die vorhandenen Daten für die Erkrankung lassen ebenfalls ein Anstieg der Erkrankungshäufigkeit erkennen (Berger, 2000). Zu Ende der 80er Jahre waren in Deutschland etwa 3,5-4 Millionen Menschen, was einen Prozentsatz zwischen 4 und 5% entsprach, an Diabetes mellitus erkrankt (Michaelis & Jutzi, 1991). Nach selbstanamnestischen Angaben im Bundesgesundheitssurvey 1997/1998 waren Ende der 90er Jahre 4,7% der Männer und 5,6% der Frauen im Alter von 18 bis 79 Jahren an Diabetes erkrankt (Robert-Koch-Institut, 2012). Zwischen dem 40. Und 60. Lebensjahr sind häufiger Männer erkrankt, ab dem 60. Lebensjahr kehrt sich das Verhältnis jedoch zu Lasten der Frauen um (Berger, 2000).

2.2.3 Gesundheitsrisiken und Folgeerkrankungen

Die Hyperglykämie gilt als eigenständiger Faktor, für die Ausbildung von Gefäßerkrankungen. Darüber hinaus führen Übergewicht, Rauchen und hoher Blutdruck ebenfalls zu einem erhöhtem Risiko für die Ausbildung von Herz-Kreislauf- Erkrankungen und zur Beeinflussung des Stoffwechsels.

Zusätzlich führen die unten beschriebenen Folgeerkrankungen des Diabetes mellitus zu einer Verminderung der Lebensqualität und zur Verkürzung der Lebensdauer der Betroffenen.

2.2.3.1 Hyperglykämie

Hyperglykämie definiert sich als eine pathologisch vermehrte Menge an Glukose im Blut. Eine akute Hyperglykämie lässt sich im Blut über den Glukosespiegel und langfristig über den Langzeitzuckerwert (HbA1c-Wert) bestimmen. Die Hyperglykämie ist das Leitsyndrom des Diabetes mellitus, bei der die Regulation von Glukose gestört ist, sodass der Glukosewert im

Blut über 200mg/dl ansteigt (Berger, 2000). Die Hyperglykämie zählt als ein eigenständiger Risikofaktor bei Diabetes mellitus, da er langfristig diverse Folgeschäden nach sich zieht. So kann ein langfristig erhöhter Blutzuckerspiegel zu Schlaganfällen, Nierenschwäche und Verlust der Sehkraft führen (Bundesärztekammer, Nationale Versorgungsleitlinie Therapie des Typ-2 Diabetes, 2014). Eine akute Hyperglykämie führt kann unbehandelt in ein hyperglykämisches Koma führen.

2.2.3.2 Herz-Kreislauf-System: Herzinfarkt, Schlaganfall, periphere arterielle Verschlusskrankheit

Die erhöhte Blutzuckerkonzentration schädigt die Gefäßwände und führt zu Ablagerungen, die den Blutfluss in den großen Gefäßen sowie in den kleinen Kapillaren beeinträchtigen. Durch die entstandene Verengung der Gefäße können sich zudem auch Gerinnsel bilden, welche das Gefäß so verstopfen und zum Herzinfarkt oder Schlaganfall, je nach betroffenem Gefäß, führen können (Berger, 2000). Treten die Durchblutungsstörungen im Bauch-, Nieren- oder Beinbereich auf, so spricht man von einer peripheren Verschlusskrankheit (pAVK). Symptome dieser Folgeerkrankungen können krampfartige Schmerzen in den Beinen sein, kalte Füße und auch Missempfindungen, kribbeln oder Taubheit sein. Final kann es auch zum Absterben des Gewebes führen, was in Folge zu einer Amputation der Gliedmaßen führen kann.

Kardiovaskuläre Erkrankungen zählen zu den häufigsten Folgeerkrankungen bei Patienten mit Diabetes mellitus. Bei Typ 2 Diabetikern ist das Risiko an einer kardiovaskulären Erkrankung zu leiden um 2 bis4 mal erhöht (Wilson, Cupples, & Kannel, 1991). Festzustellen ist ebenfalls, dass Diabetes mellitus in Industrieländern die viert häufigste Todesursache ist, wobei kardiovaskuläre Erkrankungen einen Anteil von 75% der Gesamtmortalität aufweisen (Bundesärztekammer, Nationale Versorgungsleitlinie Therapie des Typ-2 Diabetes, 2014). Die Koronare Herzkrankheit (KHK), eine chronische Erkrankung des Herzens durch arteriosklerotische Veränderungen der Herzkranzgefäße, ist die häufigste Todesursache. Bereits im vordiabetischen Stadium ist die Inzidenz für KHK erhöht (Wingard & Barrett-Connor, 1995). Darüber hinaus nimmt das Risiko an einer KHK zu erkranken mit der Länge der Diabetesdauer zusammen (Wingard & Barrett-Connor, 1995). Die Prävalenz einer pAVK in Verbindung mit Diabetes mellitus über alle Altersklassen hinweg, lag in einer deutschen Studie bei 15,9% (Janka, Becker, & Müller, 1993). Die Inzidenz liegt nach Janka, Becker und Müller (1993) zwischen 12,6 und 21,3 pro 1000 Patientenjahre für Männer und zwischen 8,4 und 17,6 pro 1000Patientenjahre für Frauen.

Zusammenfassend lässt sich feststellen, dass kardiovaskuläre, und periphere arterielle Verschlusskrankheiten einen hohen Zusammenhang mit dem Diabetes mellitus aufweisen und starke Beeinträchtigungen in der Lebensqualität aufweisen. Darüber hinaus sorgen diese Folgeerkrankungen auch zu einer erhöhten Sterblichkeit der Betroffenen.

2.2.3.3 Diabetische Retinopathie

Unter einer diabetischen Retinopathie versteht sich eine Schädigung des Gewebes im Augenhintergrund, welche ebenso wie die Hyperglykämie lange Zeit meist unbemerkt verläuft. Die ersten Symptome die zumeist im späteren Stadium der Erkrankung auftreten, sind Sehstörungen wie verschwommenes, unscharfes Sehen oder dunkle Flecken oder rote Schleier. Auch eine Netzhautablösung und eine Erhöhung des Augeninnendrucks können Folgeerkrankungen des Diabetes mellitus darstellen (Berger, 2000).

Die diabetische Retinopathie ist eine der häufigsten Erblindungsursachen mit einer Inzidenz von 2 Personen pro 100.000 Einwohner/Jahr (Hörle, Grüner, & Kroll, 2002). Ab dem 60. Lebensjahr nimmt die Inzidenz drastisch zu und die Neuerkrankungen werden auf etwa 60 bis 80 Personen pro 100.000 Einwohner geschätzt (Hörle, Grüner, & Kroll, 2002). Für Deutschland würde dies bedeuten, dass pro Jahr etwa 3000 bis 4000 Menschen mit einem diagnostiziertem Diabetes mellitus erblinden. Im Gegensatz zur nichtdiabetischen Bevölkerung ist von einem 5fach erhöhtem Risiko der Erblindung auszugehen und der Anteil aller Erblindungen die dem Diabetes mellitus zugeschrieben werden können wurde auf 14% geschätzt (Hörle, Grüner, & Kroll, 2002).

2.2.3.4 Diabetische Neuropathie

Die diabetische Neuropathie ist eine klinische Erkrankung, welche mit Beschädigungen on peripheren Nerven einhergeht. Durch den pathologisch erhöhten Blutzuckerspiegel im Blut lagern sich Abbauprodukte in den Nervenzellen ab (Berger, 2000). Der dadurch entstandene Sauerstoffmangel, führt zur Schädigung der Nerven.

Diabetische Neuropathien lassen sich in sensomotorische diabetische Polyneuropathien und autonome diabetische Neuropathien unterteilen (Berger, 2000). Die diabetische sensomotorische Neuropathie geht oft mit dem Verlust des Tast-, Vibrations- und der Temperaturempfindlichkeit einher. Gelegentlich kann es zum Muskelabbau oder einer Muskelschwäche kommen. Im Bereich der Beine und Füße kann es zu enormen Schmerzen und schlecht heilenden Wunden kommen, bis hin zum diabetischen Fuß. Die Betroffenen leiden zumeist unter Bewegungseinschränkungen und sind oft massiv in ihrer Lebensqualität eingeschränkt.

Die autonome Neuropathie liegt vor, wenn Bereiche des vegetativen Nervensystems betroffen sind. Diese sind für die Steuerung der inneren Organe zuständig. In Folge der Störung der Nervenzellen können, je nach Bereich, Herzrhythmusstörungen, Übelkeit und unkontrollierbarer Harndrang entstehen (Menche, 2019).

In Deutschland liegen keine populationsbasierte Daten zur Prävalenz von diabetischen Neuropathien vor. International weisen Daten darauf hin, dass die Prävalenz in klinischen Untersuchungen bei etwa 10% der Diabetiker liegt (Bundesärztekammer, Nationale Versorgungsleitlinie Therapie des Typ-2 Diabetes, 2014).

2.2.3.5 Diabetisches Fußsyndrom

Das diabetische Fußsyndrom ist eine Folgeerkrankung des Diabetes mellitus worunter alle pathologischen Veränderungen an de Füßen zusammen zu fassen sind. Ursächlich zumeist zurückzuführen auf die diabetische Neuropathie und/oder Angiopathie (Menche, 2019). Ungeteilt wird das diabetische Fußsyndrom in drei Unterformen:

- Der neuropathische diabetische Fuß
  - o Der Fuß ist warm und trocken, Pulse sind tastbar, jedoch ist die Sensibilität gestört. Typischer Veränderungen sind Hyperkeratosen und schmerzlose Ulzera (Berger, 2000)
- Der ischämische Fuß
  - o Der Fuß ist kühl und blass, Pulse sind nicht tastbar, Sensibilität ist intakt. Charakteristisch Nekrosen und Infektionen (Menche, 2019).
- Die diabetische Neuro-Osteoarthropathie
  - o Zerstörung von Fußknochen und –gelenken. Voraussetzung ist eine Neuropathie. Die ersten Anzeichen sind Schwellung und Deformierung des Fußes, erhöhte Hauttemperatur und oftmals Schmerzen (Menche, 2019).

Die Prävalenzrate in Deutschland liegt nach Hochrechnung von Krankenkassendaten jährlich bei 26.000 Amputationen der unteren Extremitäten, die auf Grund des Risikofaktors Diabetes mellitus durchgeführt wurden (Heller, Günster, & Swart, 2005)

2.3 Zusammenfassung

Die beschriebenen Folgeerkrankungen des Diabetes mellitus und die dazu aufgezeigten Prävalenzen und Inzidenzraten verdeutlichen die hohe Belastung der Betroffenen und das gesamte Gesundheitssystem. Daher besteht die Notwendigkeit, die Entstehung, den Verlauf und die auftretenden Folgeerkrankungen zu erfassen und zu positiv zu beeinflussen.

2.4 Disease-Management Programme

Ein Disease-Management-Programm (DMP) dient in erster Linie der Strukturierung der Behandlung von chronisch erkrankten Menschen mit dem Ziel, die Behandlung zu optimieren und eine Verbesserung der Lebensqualität der erkrankten Menschen zu ermöglichen. Eine Definition von Lauterbach (2003) definiert Disease-Management Programme wie folgt:

„Disease Management ist ein systematischer, sektorübergreifender und populationsbezogener Ansatz zur Förderung einer kontinuierlichen, evidenzbasierten Versorgung von Patienten mit chronischen Erkrankungen über alle Krankheitsstadien und Aspekte der Versorgung hinweg. Der Prozess schließt kontinuierliche Evaluation medizinischer, ökonomischer und psychosozialer Parameter sowie eine darauf beruhende kontinuierliche Verbesserung des Versorgungsprozesses auf allen Ebene ein. "

In Deutschland wurden im Jahre 202 Disease Management Programme in das Sozialgesetzbuch V aufgenommen und seit 2003 sind sie Leistung der gesetzlichen Krankenkassen.

Demnach haben alle Disease-Management Programme das Ziel, die Versorgung und die Auswirkungen der Erkrankungen zu verbessern. Dazu benötigt es zusätzlich zu allen medizinischen Möglichkeiten, gleichermaßen die Initiative der Betroffenen. Folglich stehen chronische Erkrankungen im Fokus, deren Verlauf und Schweregrad durch das Verhalten der Erkrankten verbessert werden können. Zu diesen chronischen Erkrankungen zählt das Disease-Management Herz-Kreislauf-Erkrankungen, Diabetes, Krebs und Atemwegserkrankungen.

In Deutschaland wurden für folgende chronische Erkrankungen Disease-Management Programme entwickelt:

- Asthma bronchiale
- Brustkrebs
- Chronische obstruktive Atemwegserkrankung (COPD)
- Diabetes mellitus Typ 1
- Diabetes mellitus Typ 2
- Koronare Herzkrankheit (KHK) (Berger, 2000)

Nach der gesicherten Diagnose wird der Patient in eins der genannten Programme, mittels eines Vertrages, eingeschrieben. Durch die enge Anbindung an den durchführenden Arzt, wird ein individueller Therapieplan erstellt, der auf den Ziele der Behandlung beruht.

Darüber hinaus nehmen die Patienten an speziellen Schulungen teil und werden regelmäßig zu Fachärzten überwiesen um mögliche Folgeerkrankungen frühzeitig zu erkennen und behandeln zu können. Die aus den unterschiedlichen Untersuchungen gewonnen Daten werden strukturiert dokumentiert. So soll eine bestmögliche Therapie gewährleitet werden. Die in die Disease-Management Programme eingeschrieben Patienten erklären sich zu aktiven Mitwirkung an ihrer Behandlung bereit, in dem sie zum Beispiel regelmäßig zu Kontrolluntersuchungen erscheinen.

Mit dem Gemeinsamen Bundesausschluss wurde eine inhaltliche Richtlinie für die DMP's erlassen. Diese bundesweite Vorgabe beinhaltet folgende Schwerpunkte (Bundesvereinigung, 2020):

- Qualitätssicherungsmaßnahmen
- Voraussetzungen für die Einschreibung in das Programm
- Schulungen
- Dokumentation
- Evaluation

Auf Grund der Fragestellung dieser Hausarbeit, wird im folgenden Abschnitt näher auf das Disease-Management Programm Diabetes mellitus Typ 2 eingegangen.

2.4.1 Disease-Management Programm Diabetes mellitus Typ 2

Wie einleitend bereits beschrieben, leiden in Deutschland etwa 7 Millionen Menschen an einem Diabetes mellitus Typ 2, darüber hinaus ist noch von einer hohen Dunkelziffer auszugehen. Dadurch stellt diese chronische Erkrankung hohe Anforderung an das Gesundheitssystem und den Patienten selbst. Um den Krankheitsverlauf zu verbessern und mögliche Folgeerkrankungen zu vermeiden oder möglichst frühzeitig zu diagnostizieren, werden Patienten in Disease-Management Programme eingeschrieben. Für die Einschreibung der Patienten in das Disease-Management Programm für Diabetes mellitus Typ 2 müssen folgende Anforderungen erfüllt sein:

- Gesicherte Diagnose des Diabetes mellitus typ 2, bzw. eine begonnene diabetesspezifische Therapie
- Die grundsätzliche Bereitschaft und Fähigkeit der Patienten zur aktiven Mitarbeit und Teilnahme an Kontrolluntersuchungen und Schulungen
- Eine erwartete Verbesserung der Erkrankung oder der Lebensqualität des Patienten durch die intensive Betreuung

Durch eine strukturierte und kontinuierliche Betreuung der chronisch erkrankten Menschen, soll er Verlauf der Erkrankung verbessert werden.

Für das Disease-Management Programm Diabetes mellitus Typ 2 ergeben sich darauf folgende spezifische Behandlungsziele (Schönbach, 2003) :

- Verringerung bzw. Vermeidung von Krankheitssymptomen wie Polyurie, Abgeschlagenheit, Leistungseinbußen, Polydipsie und neuropathischen Symptomen
- Verringerung bzw. Vermeidung von therapeutischen Nebenwirkungen sowie starker Stoffwechselentgleisungen
- Reduktion des erhöhten kardio- und zerebrovaskulären und sonstigen makroangiopatischen Morbilitäten und Mortalität, einschließlich möglicher Amputationen
- Vermeidung von mikrovaskulären Folgeerkrankungen wie Sehbehinderung, Erblindung Niereninsuffizienz
- Vermeidung des diabetischen Fußsyndroms

Da jedoch bei jedem Patienten unterschiedliche Voraussetzungen vorliegen, sollten bestenfalls individuelle Therapieziele verfolgt werden. Die Gewichtung der Therapieziele variiert ebenfalls für jeden Erkrankten.

3 Ergebnisse

Diese Hausarbeit untersucht, ob durch das Disease-Management Programm für Diabetes mellitus Typ 2, eine Verbesserung des medizinischen Ergebnisses hinsichtlich geringerer Folgeerkrankungen erreicht werden kann. Zu den wichtigsten Risikofaktoren des Diabetes mellitus Typ 2 neben Hyperglykämie auch ein erhöhtes Körpergewicht, erhöhte Blutdruckwerte und Nikotinkonsum.

Im Hinblick auf das Übergewicht der im DMP eingeschriebenen Patienten lässt sich festhalten, dass das Disease-Management Programm und die damit einhergehende engmaschige Kontrolle der Patienten, keinerlei Auswirkungen auf den Gewichtsstatus der Erkrankten haben (Infas, 2017). Ebenfalls ein Risikofaktor bei Diabetes mellitus stellt das Rauchen dar, hier lassen sich jedoch deutliche Auswirkungen durch das DMP erkennen. In der deutschen Studie der AOK wird berichtet, dass Anteil der Raucher während des Verbleibs im DMP stätig abnimmt (Köhler, Leinert, & Südhof, 2012).

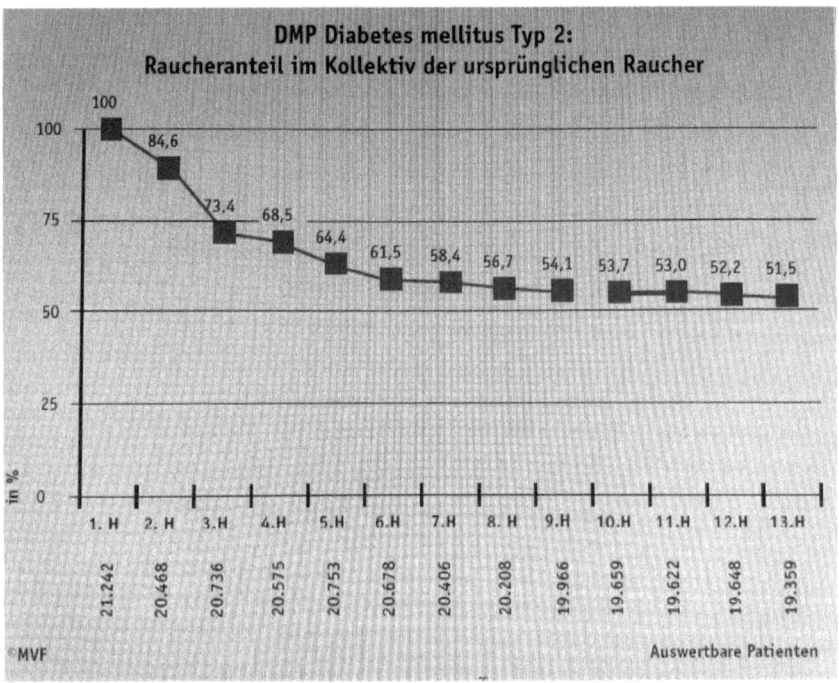

Abbildung 1 Nikotinkonsum DMP Diabetes mellitus Typ 2 (Köhler, Leinert, & Südhof, 2012)

In der Abbildung 1 lässt sich erkennen, dass der erste Wert alle Raucher bei Einschreibung dokumentiert 100% entspricht. Bereits im zweiten Halbjahr nach Einschreibung verringert sich der Wert auf 84,6% und nimmt mit längerem Verbleib im DMP Programm stetig weiter ab. Alleine durch die Reduzierung des Raucheranteils der im MP eingeschriebenen Patienten verringert sich bereits die Auftretenswahrscheinlichkeit von z.b. Herz-Kreislauf-Erkrankungen.

Betrachtet man die Entwicklung der Hypertonie der im DMP eingeschriebenen Personen, welche das Risiko für diabetische Folgeerkrankungen des Herz-Kreislauf-Systems potenziert, lässt sich feststellen, dass auch hier eine positive Entwicklung zu verzeichnen ist (Köhler, Leinert, & Südhof, 2012; Infas, 2017). Bei allen eingeschriebenen Patienten sinkt der durchschnittliche Blutdruckwert, systolisch ebenso wie diastolisch, was die Auftretenswahrscheinlichkeit für Folgeerkrankungen positiv beeinflusst (KassenärztlicheBundesvereinigung, 2007; Köhler, Leinert, & Südhof, 2012; Infas, 2017). Im Zeitraum von Januar bis Juni 2007 waren, einer Studie nach zum Beispiel 54,5% der Patienten mit ehemals hypertensiven Blutdrücken im normotensiven Bereich wiederzufinden (KassenärztlicheBundesvereinigung, 2007).

Zusätzlich zur Einstellung des erhöhten BLUTDRUCKS ist bei Menschen mit Diabetes mellitus Typ 2 die Einstellung des Blutzuckers ein Ziel der Behandlung und somit des Disease-Management Programms. Hinsichtlich der Hyperglykämie kann man feststellen, dass nur 0,3% der eingeschriebenen Patienten eine oder mehrere notfallmäßige Behandlung auf Grund einer hyperglykämischen Entgleisung wahrnehmen mussten (KassenärztlicheBundesvereinigung, 2007). Der Zielwert liegt nach Bundesärztekammer bei unter 1% (Bundesärztekammer, 2014).

Für den Langzeitzuckerwert HbA1c weisen unterschiedliche Studien darauf hin, dass vorerst ein positiver Effekt angenommen werden kann. Von Einschreibung an bis zum 5. Jahr (Infas, 2017) bzw. im 5. Halbjahr (Köhler, Leinert, & Südhof, 2012) verbessert sich der HbA1c-Wert. Ab dem 6. Jahr bzw. dem 6. Halbjahr steigt er wieder bis über das Ausgangsniveau. Eine kurzfristige Verbesserung des Langzeitzuckerwertes wurde demnach durch die Teilnahme am DMP-Diabetes erreicht. Auch die Studie der

Kassenärztlichen Bundesvereinigung sieht das Ziel der Verbesserung des Langzeitzuckerwertes als nicht erfüllt. Jedoch besagt diese Studie auch, dass in 59,4% der Fälle der individuell mit dem Patienten vereinbarte HbA1c-Wert erreicht wurde (KassenärztlicheBundesvereinigung, 2007).

Ein wichtiges Ziel der Behandlung von Diabetes mellitus Typ 2 ist die Verzögerung oder Verhinderung des Auftretens von Folgeerkrankungen. Der folgende Abschnitt befasst sich mit den Auswirkungen des Disease-Management Programms Diabetes mellitus Typ 2 auf Folgeerkrankungen.

Bezüglich Inzidenzen eines Schlaganfalls lässt sich feststellen, dass ab dem ersten Halbjahr nach Einschreibung in das DMP diese von 0,49% stetig sinkt, bis hin zu 0,25% (Infas, 2017). Demnach hat die Teilnahme am Programm positive Auswirkungen auf das Auftreten eines Schlaganfalls. Ebenso lassen sich positive Effekte auf das Auftreten von Herzinfarkten von eingeschriebenen Patienten belegen. Der Anteil der Patienten mit einem erstmalig aufgetretenen Herzinfarkt reduzierte sich von anfangs 0,44% auf 0,15% (Köhler, Leinert, & Südhof, 2012). Somit hat das DMP Diabetes mellitus Typ 2 auch im Hinblick auf die Erstdiagnose Herzinfarkt einen positiven Effekt für die Patienten. Beurteilt man die die neuaufgetretenen Retinopathien während des Verbleibs der Patienten im DMP so lässt ich feststellen, dass die Zahlen nur minimal variieren, um 0,01% (KassenärztlicheBundesvereinigung, 2007). Anders sieht es bei den Neuropathien aus, hier lässt sich ein positiver Trend verzeichnen. Die Zahlen der Neuerkrankungen reduzieren sich im Laufe der Verweilzeit im DMP deutlich (Infas, 2017) (Beyer, Gensichen, Szecsenyi, & Wesing/Gerlach, 2006). Untersucht man die Studien bezüglich des diabetischen Fußsyndroms und der dokumentierten Amputationen lässt sich feststellen, dass die Neuerkrankungen kontinuierlich sinken (Robert-Koch-Institut, 2012; Infas, 2017), obwohl die Weiterüberweisungsrate zur diabetischen Fußuntersuchung noch unterschritten ist (Infas, 2017). Die Zahlen zu Amputationen schwanken, wobei sich über die Zeit eine minimale Reduzierung der Neuerkrankungen verzeichnen lässt (Heller, Günster, & Swart, 2005; Infas, 2017; Köhler, Leinert, & Südhof, 2012).

4 Diskussion

Zusammenfassend zeigte sich für die meisten Parameter und Folgeerkrankungen eine positive Bilanz. So gingen für die am DMP teilnehmenden Patienten die Erstinzidenzen für alle Folgeerkrankungen bis auf der Retinopathie zurück. Im Hinblick darauf, dass die Patienten während der unterschiedlichen Studien gealtert sind und dadurch ein nochmal höheres Risiko für Folgeerkrankungen auf Grund des Alters besteht, ist dies ein bemerkenswertes Ergebnis. Jedoch ist zu berücksichtigen, dass in den vorliegenden Studien keine Daten ausgeschiedener oder verstorbener Teilnehmer berücksichtigt wurden. Darüber hinaus wurden ausschließlich die Neuerkrankungen der ins DMP eingeschriebenen Patienten aufgenommen. Es gab demnach keine Kontrollgruppe und es könnte vermutet werden, dass neben der kontinuierlichen Behandlung der Patienten noch weitere Einflussfaktoren eine Rolle gespielt haben.

Abschließend lässt sich resümieren, dass zwar langfristige wissenschaftliche Belege noch ausstehen, jedoch die Tendenz zur Verringerung von Folgeerkrankungen besteht. Demnach liegt die Vermutung nach, dass durch die Teilnahme am Disease-Management Programm Diabetes mellitus Typ 2 eine Verringerung möglicher Folgeerkrankungen erzielt werden kann. Ob diese Effekte jedoch ausschließlich bedingt durch die DMP-Teilnahme erreicht wurden, lässt sich wissenschaftlich noch nicht belegen.

5 Ausblick

Die Ergebnisse der Evaluationsstudien zeigen eine überwiegende Verbesserung der evaluirten Parameter. Durch Nutzung einzig der Daten von DMP-Teilnehmern, lassen sich die Effekte jedoch nicht ausschließlich auf die DMP-Teilnahme zurückzuführen. Daher erschient es für nachfolgende Studien sinnvoll, eine Kontrollgruppe ebenfalls zu evaluieren. Die Kontrollgruppe müsste aus Patienten mit einer gesicherten Diagnose Diabetes mellitus Typ 2 bestehen, die nicht im Disease-Management Programm teilnehmen. Ebenso erscheint es sinnvoll, die Daten von ausgeschiedenen und verstorbenen Patienten mit aufzunehmen, da diese die Effekte ebenfalls beeinflussen. Die Erfassung von individuellen Ausgangsvoraussetzungen sollte ebenfalls in folgende Studien aufgenommen werden, da diese eine bessere Beurteilung der Daten ermöglicht. Fernen sollte auf eine einheitliche Grundstruktur der Studien geachtete werden, insbesondere hinsichtlich der Dauer der durchgeführten Studien. Um Vergleiche unterschiedlicher Studien zu ermöglichen, ist es ratsam gleichzeitig den Versorgungsstandard zu erfassen. Da auch dieser die Auftretenswahrscheinlichkeit von Folgeerkrankungen beeinflusst.

Literaturverzeichnis

Berger, M. (2000). *Diabetes mellitus.* München: Urban & Fischer Verlag/Elsevier.

Beyer, M., Gensichen, J., Szecsenyi, J., & Wesing/Gerlach, F. (2006). Wirksamkeit von Disease-Management-Programmen in Deutschland. Probleme der medizinischen Evaluationsforschung anhand eines Studienprotokolls. *Zeitschrift für ärztliche Fortbildung und Qualität im Gesundheitswesen*, S. 355-363.

Bundesärztekammer. (11 2014). *Deutsche Diagbetesgesellschaft.* Abgerufen am 12. 02 2020 von http://www.deutsche-diabetes-gesellschaft.de/fileadmin/Redakteur/Leitlinien/Evidenzbasierte_Leitl inien/dm-therapie-1aufl-vers4-lang.pdf

Bundesärztekammer. (2014). Nationale Versorgungsleitlinie Therapie des Typ-2 Diabetes.

Bundesvereinigung, K. K. (2020). *Disease-Management Programme.* Abgerufen am 17. 02 2020 von https://www.kbv.de/html/dmp.php

Deutsche-Diabetes-Gesellschaft. (2018). *Deutscher Gesundheitsbericht Diabtes 2018.* Mainz: Kirchheim und Co GmbH.

Hörle, S., Grüner, F., & Kroll, P. (2002). Epidemiologie diabetischer Erblindungen-eine Übersicht. *Klinisches Monatsblatt Augenheilkunde*, 777-784.

Heller, G., Günster, C., & Swart, E. (2005). The frequency of lower limb amputations in Germany. *Dtsch Med Wochenschr*, 130(28-29), 1689-1690.

Infas, M. (31. 12 2017). *Bericht der strukturierten Behandlungsprogramme der gesetzlichen Krankenkassen zum 31.12.2017.* Abgerufen am 17. 02 2020 von Indikation Diabetes mellitus Typ 2: https://www.g-ba.de/downloads/17-98-4439/2017-12-31_DMP-Evaluationsbericht_DM2.pdf

Janka, H., Becker, A., & Müller, R. (1993). Arterielle Verschlusskrankheit der Extremitäten bei Diabetikern. *Diabetes und Stoffwechsel 2.*

Köhler, T., Leinert, J., & Südhof, S. (2012). *Ergebnisse der AOK-Bundesauswertungen zur gesetzlihen Evaluation der DMP für die Indikation Diabetes mellitus Typ 2.* Monitor Versorgungsforschung.

KassenärztlicheBundesvereinigung. (2007). *Indikationsspezifischer Bericht für die Gemeinsame Einrichtung zum DMP diabetes mellituts Typ 2.*

Menche, D. m. (Hrsg.). (2019). *Pflege heute.* München: Urban & Fischer Verlag/Elsevier GmbH.

Michaelis, D., & Jutzi, E. (1991). Epidermiologie des Diabetes mellitus in der Bevölkerung der ehemaligen DDR: Alters-geschlechterspezifische Inzidenz- und Präcalenztrends im Zeitraum von 1960-1987. *Z. kli. Med*, S. 59-64.

Robert-Koch-Institut. (2012). *Ergebnisse der Studie "Gesundheit in Deutschland aktuell 2010".* Berlin: Robert Koch Institut.

Schönbach, K. (2003). Qualität und Wirtschaftlichkeit durch Disease-Management-Programme in der GKV. In H. Pfaff, M. Schrappe, K. Lauterbach, U. Engelmann, & M. Halber, *Gesundheitsversorgung und Disease Management: Grundlagen und Anwendungen der Versogungsforschung* (S. 213-225). Bern: Huber.

WHO. (2016). *ICD-10.* Bern: Hogrefe.

Wilson, P., Cupples, L., & Kannel, W. (1991). Is hyperglycemia associated with cardiovascular disease? Zhe Framingham Study. *Am Heart J*, 586-590.

Wingard, D., & Barrett-Connor, E. (1995). Heart disease and diabetes. *Diabetes in America*, S. 429-448.

BEI GRIN MACHT SICH IHR
WISSEN BEZAHLT

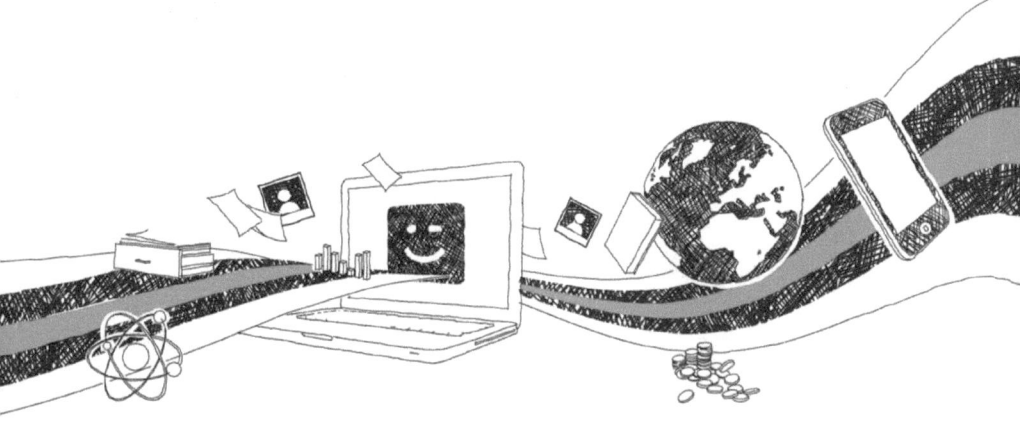

- Wir veröffentlichen Ihre Hausarbeit, Bachelor- und Masterarbeit

- Ihr eigenes eBook und Buch - weltweit in allen wichtigen Shops

- Verdienen Sie an jedem Verkauf

Jetzt bei www.GRIN.com hochladen und kostenlos publizieren

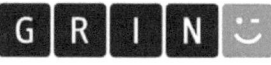